BAINS

DE

LA MALOU-LE-HAUT,

— Près Bédarieux (Hérault). —

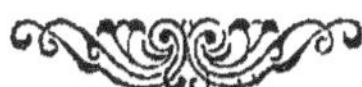

Lettres au *Languedocien*, journal de Pézenas.

Imprimerie de Richard (Eugène), rue de Béziers, 55, à Pézenas.

BAINS

DE

LA MALOU-LE-HAUT,

— Près Bédarieux (Hérault). —

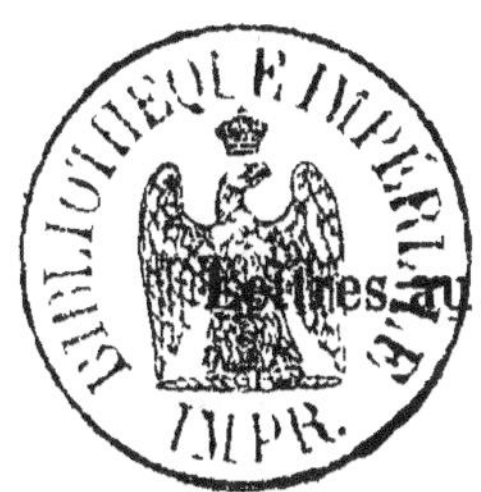

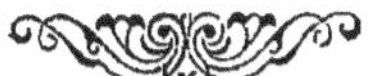

Lettres au Languedocien, journal de Pézenas.

La Malou, le 5 août 1856.

Mon cher Rédacteur ,

Ne m'en veuillez pas , de gráce , si , depuis bientôt trois
semaines passées loin de vous dans ces montagnes et malgré
ma promesse formelle , je ne vous ai pas encore écrit une
ligne touchant mon séjour aux eaux thermales de La Malou. Le moyen de tenir parole et de n'e pas se laisser mol-
lement aller aux douceurs du *far niente* après d'incessantes
excursions dans chaque vallon qui s'ouvre autour de notre

demeure, à chaque hameau que nous découvrons au milieu des châtaigniers qui boisent ces riants coteaux ! Je regretterais pourtant de quitter ces lieux sans vous en écrire *de visu* les agrestes beautés, et je me hâte de satisfaire à votre juste impatience en vous adressant, pour ceux de vos lecteurs qui ne connaissent point encore ces régions, les détails ci-après. Aussi bien l'excellent travail de M. le docteur Boissier sur l'origine et l'efficacité de ces Eaux thermales servira-t-il de guide à mon récit.

Dans la partie nord ouest de notre département, sur la route de Lodève à Saint-Pons, on trouve, un peu avant d'arriver au joli village du Poujol, un petit vallon couvert d'une riche végétation et qui s'ouvre gracieusement dans la belle vallée de l'Orb : c'est le vallon de La Malou ; c'est dans cet étroit espace que coulent les sources connues vulgairement sous le nom d'Eaux de LA MALOU.

Ce vallon n'est, à proprement parler, que le lit d'un petit torrent qui descend de l'Espinouse et, coulant du nord-est au sud-est, va se jeter dans l'Orb, quelques milles pas au-dessus du Poujol. Ce ruisseau, au cours capricieux, bordé çà et là de saules et de peupliers, entouré de belles prairies, fait le fond de la vallée.

Les collines qui le bordent sont cultivées avec beaucoup de soin dans leur partie inférieure. On voit que l'homme a lutté patiemment contre une nature ingrate ; il a même profité avec adresse des débordements presque annuels du torrent de La Malou, et le limon qu'il vomit alors est devenu une vigne, un champ, une prairie ou un joli jardin. Un peu plus haut, on sent déjà la nature âpre et vigoureuse des montagnes : de beaux rochers, des taillis de châtaigniers, et çà et là dans les meilleurs fonds, de grands arbres et des hameaux suspendus sur des pentes rapides.

Le vallon de La Malou donne naissance à une série de

sources toutes minérales et [plus ou moins bienfaisantes, telles que celles de La Malou-le-Bas, de Capus, de la Vey-rasse ou Petit Vichy, et de La Malou-le-Haut, où je réside en ce moment. J'allais passer sous silence une autre source située sur la rive gauche del'Orb : celle de la Vernière; quoi-qu'éloignée des autres et jaillissant sur un tènement diffé-rent, elle se rattache à elles, disent les gens de l'art, par l'analogie de sa composition chimique et de ses effets phy-siologiques et thérapeutiques.

On a beaucoup vanté les charmes des Eaux minérales des Pyrénées, Vichy, Cotterets, les Eaux-Bonnes, Bagnères de Bigorre ; on a rarement décrit celles de La Malou-le-Haut et les sites pittoresques qui les avoisinent. Je vais tâ-cher de réparer ici un oubli d'autant plus injuste et regret-table que, sous le rapport des distractions attachées à la promenade et à la variété des points de vue, La Malou-le-Haut est dans d'excellentes conditions. S'il est vrai, comme Bordeu l'assure, « que tout concourt à l'action curative des Eaux minérales dans les maladies, le voyage, l'espoir de réussir, la diversité des nourritures, l'air qu'on respire et qui baigne et pénètre le corps, l'étonnement que l'on éprou-ve sur les lieux, l'honnête liberté dont on jouit, » les Eaux ferrugineuses de La Malou-le-Haut n'ont rien à envier à aucun autre des établissements thermaux.

L'établissement de La Malou-le-Haut est situé sur un large plateau vers l'extrémité nord du vallon de La Malou, au milieu de vastes champs limités à l'est par des forêts de châtaigniers, à travers lesquels ont voit appendus, sur le flanc de la colline et à des points différents successivement plus élevés, les hameaux de La Malou, de Villecelle et du Fraisse.

Cette colline magnifiquement boisée et dont la verdure repose si agréablement l'œil, est dominée par le pic de Carous , un des points les plus élevés du département et dont l'aridité fait un heureux contraste avec la végétation des parties inferieures.

A l'est , se trouve un monticule moins escarpé , recouvert de maigres vignes et de quelques oliviers , du sommet duquel on aperçoit la route sinueuse qui conduit à Saint-Gervais. Au bas de ce monticule coule la rivière de La Malou , dans laquelle baigne d'un côté la maison du Petit-Vichy , et de l'autre la propriété de Mme Audibert.

Tout-à-fait au nord , par une échappée des plus gracieuses , on découvre , au milieu de châtaigniers qui , de droite et de gauche , viennent se mirer dans la rivière , les maisons blanches du hameau des Arts , et tout-à-fait au loin les dépendances du hameau de Rosis.

Sur la partie la plus élevée du vallon se trouve l'établissement de La Malou-le-Haut , composé d'un gracieux hôtel récemment bâti et de la maison des bains. Tout autour viennent se grouper déjà un certain nombre d'habitations nouvelles , bâties par les propriétaires du voisinage , que l'espoir d'un revenu facile engage à se rapprocher de la source.

A La Malou-le-Haut , on peut , dans le vallon même , se livrer à des excursions charmantes : chaque détour amène un site nouveau , chaque accident de terrain un nouveau paysage.

Presque tous les baigneurs font , une fois au moins , la promenade de Villecelle. Ce joli hameau , perdu dans de beaux châtaigniers , semble toucher les bains, et pourtant il faut suivre pendant près d'une heure un sentier sinueux pour arriver jusqu'à lui. De là, une vue délicieuse embrasse d'un coup d'œil tous les thermes et le vallon de La Malou. A quelques pas du village , dans une gorge pittoresque et sous des arbres énormes , coule sur un lit de granit une source d'eau d'une grande fraîcheur et d'un goût délicat : c'est là que par un repas champêtre finissent ordinairement les promenades poussées jusqu'à ce hameau.

***

II.

La Malou, le 12 Août 1856.

Vous êtes mille fois trop bon, mon cher Rédacteur, de trouver quelque charme à la description que vous a faite ma dernière lettre de la belle vallée de La Malou. Cette pâle nomenclature des diverses sources minérales qui l'enrichissent ne réussira que difficilement à peindre l'agrément d'un séjour de quelques semaines au sein de ces montagnes ; il faut les habiter soi-même, il faut errer, comme je le fais journellement, à travers les mille sentiers qui les sillonnent, grimper à l'aventure sur le flanc de ces coteaux agrestes, pour goûter tout le charme de ces excursions et en apprécier les délices.

Je vous ai parlé, je crois, du modeste hameau de Villecelle, dont le blanc sommet se détache gracieusement des massifs de châtaigniers qui l'environnent, et d'où le regard embrasse le vallon tout entier de La Malou. A quelques pas de là, et tout en suivant un sentier pierreux coupé par une gorge immense d'où s'échappe, à travers des rochers énormes, une eau d'une incroyable fraîcheur, on trouve le hameau du Fraïsse, annexe du précédent, non moins pittoresque que son suzerain, quoique moins boisé dans sa par-
[...] et au bas duquel chaque baigneur a soin d'al-

ler admirer, une foisau moins, dans le cours de la saison, un châtaignier gigantesque, véritable orgueil de ces régions. Aucun des anciens du pays ne se souvient d'avoir entendu citer aux vieillards qu'ils ont connus l'âge approximatif de ce géant des forêts, dont le pied n'a pas moins de 4 m. 50 de diamètre. Il était plus remarquable encore, dit-on, avant que le feu du ciel, en s'abattant sur ses plus fortes branches, eût détruit leur harmonieux ensemble; on s'extasie pourtant encore devant celles qu'a respectées la foudre, et l'on n'en admire pas moins le tronc monstrueux d'où elles s'élancent audacieusement dans l'espace.

Sur le versant méridional du vallon s'élève la modeste chapelle et l'ermitage du Capimont, où les baigneurs trouvent à la fois une vue délicieuse et un ermite hospitalier. Deux chemins vous conduisent à ce lieu solitaire : un qui contourne longuement la montagne; un autre presque direct, une sorte d'échelle praticable seulement pour les montagnards ou les touristes aventureux. Vous dominez de là une vallée plus belle, plus vaste surtout que celle de La Malou, la magnifique vallée de l'Orb, au fond de laquelle on voit, dans un parcours de plusieurs kilomètres, la belle rivière qui lui donne son nom, tantôt rouler lentement ses eaux limpides où se mirent de distance en distance de longs rideaux de peupliers, tantôt bondir en écumant contre les rochers qui lui font obstacle.

Les montagnes qui bordent cette vallée sont d'un aspect essentiellement pittoresque : cultivées avec soin dans leur partie inférieure, elles laissent voir à leur sommet des bois taillis et souvent des rochers nus d'un singulier aspect. Deux jolis villages la limitent : à l'est, c'est Hérépian, point de jonction de plusieurs belles routes ; à l'ouest, c'est le Poujol, qui, avec ses maisons blanches et les hautes cheminées de ses usines, semble bâti au milieu d'un jardin.

Si vous voulez sortir de ces valléesvoisines de La Malou ,
vous pouvez faire en un jour une délicieuse excursion :
l'ascension du pic de Carous. Ce magnifique rocher, que sa
hauteur fait découvrir de presque tous les points de la plai-
ne, n'est autre chose qu'une montagne nue, accessible par
des sentiers escarpés , mais du sommet de laquelle on découvre , à travers un immense horizon , à gauche le mont
Ventou, dernier contrefort des Alpes; à droite la chaîne des
Pyrénées, et à ses pieds les grandes plaines du Bas-Langue-
doc avec leurs belles villes et leurs riches cultures, bordées
dans toute leur étendue par le cercle bleu de la Méditerranée.

Mais comme il faudrait une plume plus exercée que la
mienne pour rendre en artiste toutes les splendeurs de cete
grande scène de la nature , je me contenterai d'indiquer au
touriste ce magnifique point de vue. Les suaves émotions
qu'il fait naître , la douce rêverie dans laquelle il plonge le
voyageur qui ne craint pas d'escalader la cime de ce pic gigantesque , font diversion aux plaisirs d'une autre nature
que le séjour de La Malou prodigue à la curiosité des baigneurs.

A l'homme ami de l'industrie j'indiquerai la ville manu-
facturière de Bédarieux, située à 6 kilomètres à peine, où
il admirera ces mécanismes intelligents qui prennent la lai-
ne brute, et sous l'œil du spectateur la réduisent en belles
étoffes , qu'un autre art a bientôt transformées en vête-
ments de luxe.

A l'archéologue, je révèlerai des ruines d'un grand carac-
tère , au sein desquelles il pourra fouiller à loisir et sans
grande fatigue. — A quelques pas du vallon de La Malou ,
s'élève la vieille abbaye de Saint-Pierre de Rhèdes, vestiges
remarquables de la grande époque carlovingienne , magnifique église romane que surmonte un cimetière de village.
— A quelques kilomètres plus loin , est bâti le hameau de

Villemagne-l'Argentière , où l'on retrouve, au milieu des
maisons chétives des habitants, les ruines de l'église de St-
Mayan et celles de l'ancien hôtel où l'on battait monnaie,
témoignage vivant encore de l'ancienne richesse de ces régions.

Vous ne vous douteriez guère, aujourd'hui, que ces quelques maisons éparses furent jadis une fière place forte, prise
d'assaut en 1612 par l'armée du maréchal de Praslin: et que,
durant le moyen âge, de cette même abbaye de Villema-
gne, des moines chevaleresques, changeant parfois leur
froc contre le haubert de l'hommes d'armes , dictèrent leur
autorité souveraine à tous les pays environnants. Ce n'est
point sans quelque émotion qu'on rencontre , perdus ainsi
au milieu de la paix des champs , ces grands souvenirs d'un
temps qui n'est plus.

Mais j'ai hâte de vous parler de l'excellent établissement
de La Malou-le-Haut , et de l'élégante et gracieuse habitation que le propriétaire de ces thermes , a élevée au bas
d'une des collines qui les dominent, pour la plus grande
commodité des baigneurs.

III.

La Malou, le 19 Août 1856.

Jusqu'en 1842, vous n'avez connu comme moi, à La Malou, que l'établissement thermal, propriété de Mlle Cère.

En 1842, Mlle Guibal du Rivage et MM. Aujoulet et Fer-
ret , propriétaires d'un terrain situé vers l'extrémité nord

du vallon, firent opérer des recherches de captage, et après des déblais considérables, découvrirent dans un ravin à quelques mètres au dessous du niveau du sol, au milieu de ronces et de décombres entassés par le torrent, une source d'eau minérale qu'on se borna momentanément à emprisonner, et qu'un robinet permettait d'utiliser au besoin.

L'idée première de ces travaux avait été suggérée aux propriétaires par les vertus thérapeutiques attribuées de temps immémorial dans le pays aux eaux qui coulaient dans ce ravin ; on ne saurait dire, en effet, à quelle époque remonte l'habitude qu'avaient les paysans des environs de venir tremper leurs membres rhumatisants dans une mare creusée naturellement à l'extrémité de la berge droite de la rivière de La Malou.

On se proposait d'abord de s'arrêter à cette découverte incomplète et de l'utiliser le mieux possible, pour ne pas s'engager dans de très grandes dépenses. Cependant une analyse préparatoire ayant démontré que ces eaux, par les principes qu'elles contenaient, pouvaient produire un bien immense, on procéda à de nouvelles fouilles qui conduisirent à une série de griffons minéraux, situés vers le nord et variant à la fois de volume et de température.

Il était difficile de rassembler ces nouveaux trésors sans le secours d'un homme spécial. C'est alors que M. François, ingénieur en chef des mines, chef du service central des eaux minérales, fut appelé sur les lieux et put constater le point de départ de ces divers griffons. Sous sa direction habile, le ruisseau fut détourné du ravin et porté vers le nord dans une propriété voisine ; son ancien lit fut ainsi réservé aux eaux minerales d'une manière exclusive ; un puits, un sondage, une galerie furent successivement construits ; enfin quelques autres ouvrages d'art vinrent isoler complètement la source et l'empêcher, soit de s'infiltrer et se perdre dans les nombreuses fissures du terrain, soit de recevoir des filtrations étrangères de nature à affaiblir ses propriétés curatives.

Bientôt il fut établi sous la forme d'un vaste bassin elliptique, une pour les hommes, l'autre pour les femmes, deux grandes piscines où l'eau jaillissant du sol est constamment courante, et au devant des quelles furent construites deux salles parfaitement chauffées, où les baigneurs se déshabillent, et au sortir du bain se vêtissent, après avoir été essuyés avec soin.

A côté de chaque piscine, se trouve un réservoir placé à une hauteur de 4 mètres environ, et dans lequel l'eau thermale arrivant au moyen d'une pompe, se distribue à des tuyaux qui servent à l'administration des douches. Ces tuyaux sont disposés de manière à ce qu'on puisse donner des douches ascendantes et descendantes, de forme et de force variées suivant le besoin ; et un ajustage en caoutchouc vulcanisé qu'y a fait adapter M. le docteur Bourdel, médecin-inspecteur de ces eaux minérales, permet d'atteindre toutes les parties du corps et de les frapper dans toutes les directions.

Tels sont, mon cher rédacteur, l'origine et l'état actuel des eaux de La Malou-le-Haut, que l'analyse officielle de MM. Audouard, Bernard et Martin classe parmi les *ferro-crénulées-gazeuses-acidules-thermales.*

Vous avez compris déjà que c'est à M. le docteur Boissier que j'ai dû avoir recours pour arriver à cette classification scientifique ; c'est à sa bienveillance que je dois encore les documents qui m'ont servi à vous faire connaître l'histoire de ces thermes : c'est à la même source que j'aurais pu puiser, si je n'avais craint de lasser la longanimité de vos lecteurs, le récit des guérisons vraiment merveilleuses qui sont dûes à leur bienfaisante action.

Mais à quoi bon mettre sous leurs yeux l'affligeant tableau des mille infirmités humaines qui trouvent à La Malou-le-

Haut un soulagement plus ou moins grand ? Le nombre de celles que je vois tous les jours disparaître ou réduire à de chétives proportions suffirait, à lui seul, pour remplir bien des pages. J'aime mieux me borner à vous dire que cet établissement est ouvert au public depuis quelques années à peine, et que déjà la voguedont il jouit est le prélude d'une prospérité sans bornes.

C'est notamment depuis la construction d'un gracieux hôtel près de la source, que La Malou-le-Haut est visité par une grande affluence de baigneurs, attirés presqu'autant par la beauté du site et l'air pur qu'on y respire, que par l'efficacité des eaux.

Presque contigue aux eaux thermales, dont elle sera bientôt une dépendance, cette délicieuse habitation contraste de la plus heureuse façon avec la brillante verdure des coteaux qui l'avoisinent, et donne à tout le paysage une animation charmante. Un perron d'un très beau style conduit le voyageur au premier étage, et du haut du balcon qui le décore, le regard domine toute la vallée. Quant à la disposition intérieure des appartements, elle ne laisse rien à désirer aux besoins de distraction que peuvent avoir les baigneurs : au sud comme à l'est, à l'ouest comme au nord, de magnifiques points de vue, des échappées ravissantes délassent agréablement des moments de retraite que la chaleur commande ; de toutes parts l'œil se repose avec une complaisance infinie sur le brillant panorama que présente chaque partie de ce riant vallon.

Qu'une année s'écoule encore ; qu'une table d'hôte ou un restaurant complettent les agréments que trouvent les baigneurs à se loger dans le voisinage des thermes ; — et peu d'établissements thermaux ajouteront à la précieuse efficacité que celui-ci possède, plus d'agrement et de plus belles chances d'avenir.

Je n'aurai garde, mon cher rédacteur, de vous souhaiter un état de santé de nature à exiger de vous un voyage à La Malou ; mais si jamais l'amour de la villégiature ou un besoin de locomotion quelconque vous amène dans ces montagnes, je vous recommande La Malou-le-Haut d'une façon toute particulière. Des eaux d'une vertu reconnue, l'air pur et vif qu'on y respire, des sites charmants, un voisinage fécond en souvenirs historiques, tout y aura pour effet de reposer délicieusement votre esprit des soucis de la ville, tout vous inspirera au départ le regret de le quitter et le désir d'y revenir.

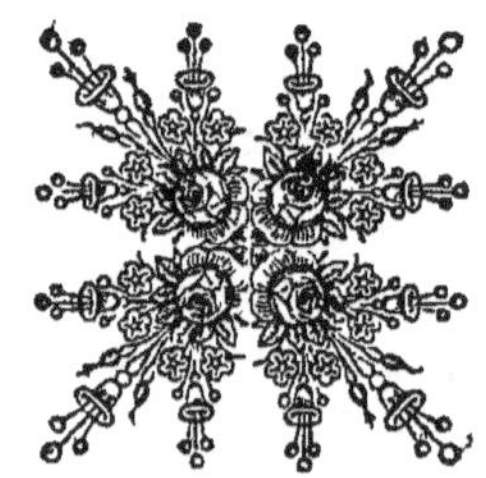

APPENDICE.

Cette dernière lettre était écrite, quand les notes suivantes ont été adressées à l'écrivain par un homme de l'art, parfaitement compétent en pareille matière. Comme elles sont de nature à faire toucher du doigt l'excellence des eaux dont il est question, on a cru devoir les joindre à cet opuscule et clore ainsi ces détails sur les thermes de La-Malou-le-Haut.

Aménagement actuel
de la source de La Malou-le-Haut.

Parmi un nombre considérable de griffons, successivement mis à jour dans les galeries de l'établissement, il en est plusieurs dont chacun suffirait pour alimenter les piscines, baignoires et douches. Un seul est utilisé actuellement : il est d'une abondance telle qu'il entretient un trop-plein continu dans les appareils balnéatoires, où l'eau est constamment courante.

Ce volume d'eau a permis un aménagement d'où résultent les plus précieux avantages :

Point de bassin d'approvisionnement. — Des eaux retenues pendant plusieurs heures en repos dans un réservoir d'attente, y subissent une déperdition considérable de gaz et laissent au fond une partie essentielle des matières qui caractérisent leur constitution chimique et leurs propriétés médicinales.

Ce grave inconvénient est évité par la disposition récente
de la source de La Malou-le-Haut : un tuyau de plomb
d'un fort calibre a été scellé dans le griffon et accompagne
l'eau jusqu'aux piscines et baignoires, l'isolant ainsi des
autres griffons environnants de la même galerie, dont plusieurs d'une moindre thermalité, avec lesquels précédem-
ment il arrivait aux bains mélangé.

Au moyen de ce tuyau, il y arrive maintenant avec sa
thermalité propre, avec tout son gaz qu'il contient en si
grande abondance, et ses matières minérales que pousse
avec force dans le tube le jet continu de l'eau. On sait com-
bien elle en est chargée; on le voit par le dépôt rougeâtre
qu'elle laisse sur son passage.

Sa thermalité a été admirablement combinée par la nature (plus habile, il est vrai, que les plus savants chimis-
tes) avec les principes minéraux et gazeux qui la consti-
tuent : une température plus élevée produirait un dégage-
ment de gaz qui se répandrait dans l'air ambiant, au préjudice de la tête et des organes de la respiration, au préjudice
plus grand encore du corps, qui l'aurait en moindre quan-
tité, sur qui il agirait par conséquent avec moins d'énergie.
— Au contraire, par suite de cette thermalité moyenne, si
agréable, du reste, pour le plus grand nombre de malades,
le gaz demeurant tout entier dans l'eau, y exerce l'action
la plus énergique et la plus salutaire : si le malade demeure
tranquille dans son bain, il se forme sur tout son corps de
petits globules qui, s'il y passe la main, viennent se dégager
et mousser, pour ainsi dire, à la surface de l'eau. Ce gaz
amène insensiblement et progressivement une chaleur qui
ne surprend pas le malade, comme s'il l'éprouvait en en-
trant au bain, et qui, chez quelques uns, suivant le tempé-
rament et la nature de la maladie, va jusqu'à la cuisson.

Ainsi s'expliquent les effets merveilleux produits par ces
excellentes eaux. Chaque année l'on constate de nombreuses
guérisons, tantôt immédiates et qui font l'étonnement de
ceux qui en sont témoins, tantôt après qu'un peu de repos
a suivi l'usage des bains.